AF743230

La force vitale au cœur des principes de la chiropraxie

Chantal Jolliot

La force vitale au cœur des principes de la chiropraxie

Une méthode dans l'histoire des idées et des sociétés

Préface de Pierre Erny

L'Harmattan

Du même auteur

« Holism in Health Care : a Powerful Notion or an Elusive Endeavor ? », *Chiropractic Journal of Australia*, 2012, 42(2), Chiropractors' Association of Australia.
www.chiropractors.asn.au

« Chiropractic in France : Legal and Societal Considerations », *Chiropractic History*, 2007, 27(1), Association for the History of Chiropractic.
www.historyofchiropractic.org

« Vital Force : An Everlasting Notion for the Original Stance of Chiropractic », *Chiropractic Journal of Australia*, 2006, 36(3), Chiropractors' Association of Australia.
www.chiropractors.asn.au

« Chiropractic and Vitalism : A Strange Conceptual Encounter », *Chiropractic History*, 2005, 25(2), Association for the History of Chiropractic.
www.historyofchiropractic.org

Les Notions de force vitale et d'énergie. Permanence culturelle, nécessité conceptuelle, Paris, Éditions L'Harmattan, 2003.

La chiropratique. Un aperçu de l'histoire, des principes et des applications, 2003, Publié par l'auteur.

5-7, rue de l'Ecole-Polytechnique, 75005 Paris

http://www.harmattan.fr
diffusion.harmattan@wanadoo.fr

ISBN : 978-2-343-04939-7
EAN : 9782343049397

SOMMAIRE

*

Avertissement
Dans cet ouvrage, le masculin est utilisé comme représentant des deux sexes, dans le but d'alléger le texte.
Les traductions des citations en anglais sont de l'auteur.

Notion ancienne, notion séduisante,
la force vitale est-elle efficace ?

PREFACE

Quand le champ des thérapies dans leur diversité fut comme envahi et remodelé par la notion d'« énergie » ou de « force vitale », on a d'abord cru avoir à faire à un simple phénomène de mode. Mais il fallut se rendre compte qu'il s'agissait de bien autre chose. Quand on dit qu'on va « libérer » les énergies, ou « rééquilibrer » les énergies, on touche à la manière même dont on se représente l'homme, son fonctionnement intime et la possibilité que l'on a d'agir sur lui.

Nous sommes en face d'un problème d'anthropologie, qui n'exclut ni l'ethnologie, ni l'histoire. L'auteur s'est en quelque sorte spécialisée en ces différentes approches possibles et nous montre que bien d'autres déjà ont touché à cette problématique de fond.

Pierre Erny
À Colmar

Qu'est-ce que la chiropraxie ?

La méthode chiropratique s'intéresse particulièrement à la colonne vertébrale. Celle-ci est un carrefour entre l'appareil locomoteur, qui permet le mouvement, et l'appareil nerveux, qui coordonne les fonctions de l'organisme. C'est pourquoi, selon les principes de la chiropraxie, des perturbations de la statique et de la dynamique de la colonne vertébrale peuvent avoir des répercussions sur le maintien et le rétablissement de la santé.

Méthode naturelle, la chiropraxie représente, dans le champ d'application qui est le sien, une conception de la santé et du bien-être dont les retentissements correspondent aux préoccupations actuelles pour le respect de l'équilibre de la personne dans son cadre naturel (voir des définitions de la chiropraxie en Annexe 1).

*

À propos de la terminologie

La terminologie de la chiropraxie dans ses débuts est en anglais et elle s'est maintenue au fil des décennies. Elle est *chiropractic* pour la méthode et *chiropractor* pour le praticien. Elle a été adaptée dans d'autres langues au fur et à mesure de la diffusion de la méthode dans le monde. On utilise aussi dorénavant les termes *chiropractic medicine*.

La terminologie en langue française est variable selon les époques et selon les pays. Le terme « chiropraxie » apparaît en France dans les années trente du XXe siècle. La terminologie retenue par le législateur français, en 2002 puis en 2011, est « chiropraxie » pour la méthode, « chiropracteur » pour le praticien. La forme du féminin, « chiropractrice », dérive régulièrement du terme chiropracteur. On a également utilisé en France les termes « chiropractique », « chiropractie » et « chiropratique ». Dans l'usage courant, ces termes sont souvent utilisés de manière changeante.

Dans les autres pays francophones, la terminologie est « chiropratique » pour la méthode et « chiropraticien, chiropraticienne » pour les praticiens.

*

Une méthode dans l'histoire

La chiropraxie est plus que centenaire. C'est en 1895 que Daniel David Palmer (Port Perry, Ontario, 1845 — Los Angeles, Californie, 1913) situe les débuts de la nouvelle méthode qui fut dénommée *chiropractic* d'après les termes grecs *kheir*, « main », et *praktikos*, « propre à agir, pratique », c'est-à-dire la « pratique de la main ». C'était aux États-Unis, dans l'Iowa, à Davenport sur les bords du Mississippi, à trois heures de voiture à l'ouest de Chicago.

Aujourd'hui, la chiropraxie est surtout connue pour le traitement du « mal de dos » grâce à des interventions manuelles. On ignore le plus souvent que les principes fondamentaux de la méthode présentent plusieurs facettes étroitement associées. Ils comprennent bien entendu une référence essentielle aux fonctions articulaire et neurologique, aux sciences et aux techniques. Ils comprennent aussi une grande attention à plusieurs traditions et courants de pensée, notamment à l'ancienne notion d'une force vitale, fréquemment dénommée énergie, qui soutient les fonctions de l'organisme. Nous n'allons pas nous préoccuper ici de savoir en quoi consiste la force vitale, ni même si elle existe. Il s'agit en revanche d'aborder le rôle de cette notion au cœur des principes de la chiropraxie.

La réflexion ci-après est un parcours de connaissance, à la fois de l'intérieur et de l'extérieur puisque l'auteur est chiropractrice. Certes, la familiarité avec le sujet crée une situation d'étude particulière ; dans le même temps, l'approche objectiviste permet de multiplier les perspectives. Ethnologie et expérience personnelle s'enrichissent mutuellement.

La démarche ethnologique convie à envisager tout d'abord la notion de force vitale de manière descriptive, à différentes époques, ce qui conduira insensiblement aux principes de la chiropraxie. Ceci permettra d'illustrer combien la méthode se situe dans l'histoire des idées, également au sein de la culture nord-américaine dans laquelle elle s'est constituée, puis au sein des cultures dans lesquelles elle se développe.

*

Première partie

Une interrogation sans fin

De multiples traditions décrivent dans un langage riche une force vitale qui sous-tend la matière vivante et permet de rendre compte de ses caractéristiques dynamiques. Nous avons déjà abordé ce thème dans les pages des *Notions de force vitale et d'énergie*. Quelques dénominations sont familières : la notion de *mana* en Mélanésie et en Polynésie ; les notions de *manitu* et de *wakan* des Amérindiens ; les notions hindoues de *prana*, d'*atman* et de *shakti* ; les notions tibétaines de *rlun* et de *srog* ; les notions de *ch'i* en Chine et de *ki* au Japon ; etc. Mais ce sont les traditions de l'Europe qui sont particulièrement proches de notre propos.

Les traditions de l'Europe

Les cultures occidentales ont été façonnées par les concepts, les représentations et les habitudes langagières des traditions européennes, du judaïsme et du christianisme, de la philosophie grecque, de l'ésoterisme et de la gnose. L'anthropologie celtique, par exemple, distingue un principe animateur *ene* qui confère au corps physique *korf* la force vitale générée par le corps immatériel *spered*.

Dans le judaïsme, trois principes liés au souffle animent le corps physique : *nefesh*, *neshamah* et *ruah*. Le terme *nefesh* comprend les notions de vie et d'âme : « Elohim forme le glébeux — Adam, poussière de la glèbe — Adama. Il insuffle en ses narines haleine de vie [*neshamah*] : et c'est le glébeux, un être vivant [*nefesh*] » (*Genèse*, 2,7). Le terme *ruah* désigne un don divin, une vitalité immatérielle dans le corps humain.

Trois auteurs de l'Antiquité grecque — Hippocrate et la doctrine qui porte son nom, Platon et Aristote — ont orienté la pensée occidentale en biologie. Les écrits qui ont été attribués au père de la médecine contiennent implicitement les grands principes de la médecine grecque. La conception hippocratique de la vie est sous-tendue par l'idée qu'il y aurait dans le corps une tendance naturelle à restaurer la santé. Ceci a été exprimé par la notion de *natura medicatrix*, la « nature médecin ». Dans la philosophie de Platon, le corps est l'instrument de l'âme mais il permet aussi à celle-ci de se manifester. Selon Aristote, l'âme, située dans le cœur, est le principe de vie d'un corps matériel ; elle est caractérisée par le mouvement et la sensation. Il reprend et développe la notion de *natura medicatrix*. Son œuvre sera fondamentale pour la biologie pendant des siècles.

Des concordances ont été établies entre l'ontologie de la pensée grecque et celle du judaïsme et du christianisme. Ainsi, les termes grec *psuché* et latin *anima* (« souffle », « air ») correspondent à l'hébreu *nefesh*. Ces termes sont traduits par « âme », c'est-à-dire le principe qui anime le corps physique. Quant aux termes grec *pneuma* et latin *spiritus* (latin *spirare*, « respirer »), ils correspondent à l'hébreu *ruah*. Ces termes sont traduits par « esprit », c'est-à-dire la dimension de l'être humain qui permet la relation avec une entité transcendante. L'âme transmet au corps la vie qui émane de l'esprit.

Il n'est pas aisé de définir la nature du rapport entre l'âme et le corps car ceci revient à formuler une conception fondamentale de l'être humain. Ainsi, l'anthropologie grecque établit une distinction nette entre l'âme et le corps, alors que la tradition du judaïsme et du christianisme considère l'âme comme étroitement liée au corps.

Au IIe siècle apr. J.-C., Galien adopte la théorie des humeurs d'Hippocrate, la conception platonicienne de l'âme et la conception aristotélicienne du mouvement. Ses conceptions prévaudront pendant quinze siècles. Au XIIIe siècle, la philosophie scolastique de Thomas d'Aquin est fondée sur l'autorité d'Aristote et postule que l'être humain est créé par Dieu mais fait partie de la nature.

À la Renaissance, la vision du monde change. C'est l'époque de Copernic et de Vésale. C'est aussi celle d'un renouveau de l'ésotérisme, *philosophia occulta*, c'est-à-dire une connaissance qui se veut totale. Il s'agit d'une vision de l'homme et du monde selon laquelle le monde naturel et Dieu — ou le monde divin, ou les forces cosmiques — forment une réalité continue et dynamique. Le principe des correspondances, autrefois dénommées « signatures » (analogies), régit les multiples aspects de l'univers, l'harmonie du macrocosme et de tous les microcosmes ; les règles qui gouvernent le cosmos sont en relation avec les organes du corps humain. La médecine de Galien est contestée, notamment par Paracelse et par son disciple van Helmont. Celui-ci conçoit un principe subtil dénommé *archeus* qui coordonne le schéma organisationnel des minéraux, des plantes et des animaux.

Les XVIIe et XVIIIe siècles

Dans la révolution scientifique du XVIIe siècle, le mécanisme en biologie, théorisé par Descartes, suit la physique de Galilée. Selon cette théorie, l'être humain est l'union d'un corps compris comme un système mécanique et d'une « âme raisonnable », tous deux créés par Dieu. L'« âme raisonnable » est une substance pensante située dans le cerveau mais n'est pas un principe de vie. Quant aux processus physiologiques, ils sont produits par l'action du sang et des « esprits animaux », sans intervention d'un principe de vie. Puis les travaux de Newton ouvrirent au XVIIIe siècle une nouvelle ère de la pensée scientifique : le monde peut dorénavant être considéré comme une entité autonome régie par des lois naturelles et son organisation peut être étudiée par l'intelligence humaine.

Une contestation du mécanisme en biologie est représentée par le courant vitaliste de l'École de Médecine de Montpellier et ses tendances diverses. Ce courant attribue à la matière vivante un élément spécifique — de nature inconnue — qui peut en expliquer le caractère dynamique, à savoir une force dénommée principe vital, ou principe de vie, ou force vitale, ou sensibilité. Selon Bordeu, cette sensibilité est le fait de l'appareil nerveux qui a des fonctions intégratrices et coordinatrices. Cette spécificité du vivant isole les processus biologiques de l'ensemble du monde naturel et dispense de l'hypothèse d'un Créateur ou d'une âme pour maintenir la vie. Il ne s'agit pas d'une métaphysique de la vie mais d'une démarche matérialiste qui instaure l'autonomie de l'étude du vivant.

Le XVIIIe siècle voit simultanément la persistance de courants façonnés par l'ésotérisme tels que le magnétisme animal. Dans les années 1770 et 1780, à Vienne puis à Paris, le médecin souabe Franz Anton Mesmer eut un succès considérable dans la pratique de ce qu'il dénomma magnétisme animal, une interprétation physiologique du magnétisme minéral. Selon sa théorie, une « influence mutuelle » existe entre les étoiles, la Terre et les autres planètes, et les organismes vivants. Le médium de cette influence est un fluide subtil présent dans toute la nature ; les organismes vivants sont sensibles aux effets de ce fluide qui imprégne la « substance des nerfs ». Des obstacles à la circulation du fluide dans le corps provoquent la maladie. Le but du traitement est donc de restaurer la circulation harmonieuse du fluide grâce à un état de transe dénommé du terme ancien de « crise » (c'est-à-dire, ici, un brusque changement dans l'état du malade annonçant la guérison). Ces transes se terminent souvent par des convulsions ou bien par une forme de sommeil qui fut dénommée somnambulisme artificiel. Il s'agit ainsi d'une doctrine unitaire — une cause, une maladie, un traitement — fondée sur une conception de l'être humain dans son environnement immédiat et dans le macrocosme.

La conception du monde naturel selon Mesmer n'était pas nouvelle ; elle se situait dans le sillage de la *philosophia occulta*, des théories de Paracelse, van Helmont, Maxwell et Kircher qui considéraient la santé comme un état d'harmonie entre le macrocosme et les multiples microcosmes parcourus d'influences et de fluides divers. Mesmer considérait sa théorie comme scientifique mais elle ne fut pas reconnue officiellement par ses pairs. Elle suscita pourtant un intérêt immense. Elle fut pratiquée par des médecins éminents qui purent vérifier l'amélioration de l'état de santé de nombreux malades. Au-delà des préoccupations médicales, la théorie proposait aussi des réponses aux questions laissées en suspens par les philosophes dans leur critique des religions établies, notamment la question de l'existence de Dieu.

Le XIXe siècle et le début du XXe siècle

Le magnétisme animal et le somnambulisme artificiel furent rapidement diffusés dans toute l'Europe et en Amérique du Nord. On s'est longuement efforcé de les théoriser. Robert Darnton parle d'une « fascination ».

Ils exercèrent une influence majeure en médecine et dans les pratiques populaires. Hahnemann, le fondateur de l'homéopathie, attribuait l'efficacité de ses remèdes à l'action magnétique et il retenait la notion de « dynamis ». En littérature, l'influence fut considérable, surtout en Allemagne où poètes, romanciers et philosophes du mouvement romantique et de la Naturphilosophie refusaient une interprétation mécaniste du monde naturel. Dans le même temps, le courant vitaliste s'étiolait, alors que la physiologie prenait son essor grâce à de prestigieux fondateurs, de Magendie à Bernard.

Selon les historiens, le magnétisme animal était une forme de traitement qui utilisait les forces de l'inconscient. Mesmer, ce personnage pittoresque aujourd'hui décrié, a préparé la voie à plusieurs écoles par des influences directes ou indirectes. Franklin Rausky distingue deux grands courants. L'un de ces courants comprend notamment la psychanalyse, la psychologie analytique, l'orgonothérapie, etc. L'autre courant comprend l'occultisme, le mouvement Christian Science, la musicothérapie, l'ostéopathie, le magnétisme, l'hypnose et … la chiropraxie.

Parmi les disciples de Mesmer, Puységur observait que les rapports avec le patient s'établissaient par la parole et que le fluide était une « illusion utile » ; d'autres, comme Virey, insistaient sur le rôle des émotions et de l'imagination. En 1843, Braid, chirurgien britannique, constatait que les manifestations du somnambulisme artificiel étaient causées par des processus physiologiques et il abandonna l'hypothèse d'un fluide. Il proposa une dénomination scientifique pour la méthode : *hypnosis*.

À la fin du XIXe siècle, la notion de « libido » définie par Freud était influencée par les romantiques allemands et par la pratique de l'hypnose avec Charcot et Bernheim. Jung postulait un réservoir d'énergie psychique qu'il dénomma libido en référence à Freud, c'est-à-dire une force vitale qui sous-tend les processus biologiques, ainsi que les activités sociales et créatrices. Dans les années 1920, Reich faisait l'hypothèse d'une énergie cosmique qu'il dénomma « orgone », matérielle et mesurable, présente partout dans l'univers. Les organismes vivants étaient entourés d'un champ d'orgone et la maladie était due à une déficience d'orgone. Reich a eu des disciples bien connus, Lowen qui a développé la bioenergetics et Perls qui a fondé la Gestalt therapy.

L'évolution de la physique favorisa de nombreux travaux ayant pour but de démontrer l'existence d'un fluide. En voici des exemples. Dans les années 1840, Reichenbach utilisait des cristaux de quartz et imaginait une force naturelle qu'il dénomma « od » (sanskrit *od*, « qui pénètre partout »). Plus tard, Kilner utilisait les rayons X pour mettre en évidence une énergie émanant des êtres vivants. Dans les années 1920, les innovations de d'Arsonval relatives aux courants électriques à haute fréquence permirent de nouveaux travaux, notamment ceux des époux Kirlian qui détectèrent en 1939 un halo variable autour d'organismes vivants ou d'objets inanimés.

Bien entendu, ces phénomènes, pourtant observés par des expérimentateurs sérieux, ont été fréquemment attribués à l'illusion ou à des erreurs d'interprétation. Les controverses des débuts du magnétisme animal concernant la nature et l'existence même d'un fluide sont d'ailleurs toujours d'actualité.

Des réflexions contemporaines

Les réflexions sur les caractéristiques du vivant se poursuivent également et elles proposent de larges perspectives. Smuts, Bergson et Teilhard de Chardin firent, chacun selon sa propre orientation, l'hypothèse d'une progression dynamique de la matière inanimée à la matière vivante et à la conscience. La notion d'élan vital de Bergson fait partie d'un ensemble de tendances dénommé néovitalisme qui représente une réaction au matérialisme en biologie.

Des physiciens renommés — tels que Oppenheimer, Heisenberg, Bohm et Capra — se situent dans la continuité de la Naturphilosophie allemande lorsqu'ils observent des parallèles entre les théories de la physique moderne et les philosophies orientales. Ces réflexions sont controversées mais suscitent aussi beaucoup d'intérêt. En 1953, la découverte des propriétés de l'ADN par Watson et Crick constitua une étape majeure pour approfondir la compréhension de la matière vivante. Depuis, la biologie est devenue une référence essentielle dans tout débat relatif aux questions sociétales et éthiques.

*

Il n'y aurait donc pas de définition de la force vitale qui se trouve plutôt circonscrite par des interprétations longuement élaborées. Celles-ci ont été façonnées par l'observation du vivant dans son milieu et par des croyances populaires. Elles sont sous-tendues par des philosophies et des métaphysiques, par des conceptions scientifiques et anthropologiques où compréhension du monde naturel, représentations et symbolisme se conjuguent.

Les notions de force vitale sont des constructions culturelles, des plus matérialistes aux plus spiritualistes. Elles appartiennent à la dynamique des cultures qui assurent leur cohérence. C'est pourquoi les interprétations de ces notions évoluent, même si cette évolution est lente. Elles s'adaptent nécessairement aux changements culturels et sociétaux de tous ordres sinon elles seraient abandonnées.

Ceci est particulièrement bien illustré en Occident où, à partir du XVIIe siècle, croyances, philosophies et métaphysiques, monisme et dualisme, ésotérisme et matérialisme, progression scientifique et expérimentations s'associent pour une élaboration renouvelée de ces notions. Celles-ci se situent à la rencontre des sciences de l'homme et des sciences de la nature.

*

Deuxième partie

La force vitale en chiropraxie

Pour apprécier l'élaboration des principes chiropratiques aux États-Unis à la fin du XIXe siècle, la relation entre ces principes et plusieurs traditions, il est intéressant d'évoquer le contexte culturel de l'époque, le magnétisme animal et les influences diverses qu'il a exercées.

Le magnétisme animal aux États-Unis

Dès la fin du XVIIIe siècle le magnétisme animal était introduit avec grand succès dans les colonies britanniques d'Amérique du Nord par le marquis de La Fayette lors de la guerre de l'Indépendance. Puis, à partir de 1836, un disciple français de Mesmer, le médecin Charles Poyen, fit la démonstration de la méthode en Nouvelle-Angleterre ; il l'enseigna notamment à Phineas Quimby qui devint un mesmériste renommé. Le magnétisme animal se répandit rapidement dans tous les États de l'Union où la médecine était encore fort peu organisée et où les autodidactes de l'art de guérir étaient nombreux.

Au cours des années 1850 et 1860, celui qui était devenu Dr Quimby fondait sa propre méthode de guérison psychique sur le mesmérisme, la suggestion et la pensée positive, ce qui sera le départ du Mind Cure Movement. Quimby traita Mary Baker de 1862 à 1865. Alors que sa santé s'améliorait de manière spectaculaire, elle adoptait et adaptait la méthode, puis créait le Christian Science Movement en 1879.

À la fin du siècle, ces deux mouvements faisaient partie du New Thought Movement qui a constitué le plus grand mouvement de la tradition métaphysique américaine et a exercé une influence majeure sur l'ensemble de la société. Il était caractérisé par une vision du monde optimiste, par un puissant courant hygiéniste, par l'importance donnée à la santé physique et émotionnelle, ainsi qu'à la prospérité matérielle. Plus généralement, ces mouvements participaient d'une réaction à l'empirisme scientifique du XVIIIe siècle, réaction illustrée par le mouvement du transcendantalisme qui s'est développé en Nouvelle-Angleterre entre 1840 et 1860 avec Emerson et Thoreau.

Ces courants de pensée étaient fondés sur le principe des correspondances et sur l'existence supposée d'énergies subtiles. Ils conduisirent à ce qui a été dénommé *alternative healing movement*, c'est-à-dire un contre-courant qui proposait des démarches thérapeutiques autres que celles de la médecine. Il se situait dans le sillage du mesmérisme et était marqué par le vitalisme tardif de la deuxième moitié du XIXe siècle qui se référait à une métaphysique spiritualiste ; il a rejoint plus tard la nébuleuse du *New Age* qui est une forme d'ésotérisme influencé par le matérialisme scientifique.

Au cœur des principes chiropratiques

D.D. Palmer avait quitté le Canada pour les États-Unis en 1865, à l'âge de vingt ans, et s'était établi à Davenport dans l'Iowa en 1885. Il était un autodidacte passionné et averti. Ses écrits et ses références bibliographiques témoignent de ses connaissances en anatomie et en neurologie. Il connaissait bien également les courants de pensée et les pratiques en vogue, tels que Christian Science, Mind Cure, le reboutage et le magnétisme. Des magnétiseurs jouissaient d'une grande notoriété, ce qui a sans doute incité Palmer à aborder ce domaine, puis à le pratiquer avec succès, tout en réfléchissant avec persévérance à la cause des maladies. Des ressemblances entre la théorie du magnétisme animal et l'une des facettes des principes chiropratiques ne sauraient donc surprendre.

C'est dans ce contexte que Palmer a élaboré ce qui allait devenir « les principes de la science chiropratique » (*the principles of chiropractic science*, Palmer, Publication posthume de 1914, p. 14). Il envisageait notamment une force vitale comme principe de vie de l'organisme :

> « La Force Vitale est le principe de vie qui communique l'énergie. Elle fait partie de chaque organe d'un organisme. » (*Vital Force is that principle of life which imparts energy. It is inherent in each organ of an organism.* Palmer, 1910, p. 365).

Palmer précisait encore :

> « La science de la chiropraxie n'est liée en aucune manière à la mécanique. Les phénomènes qu'elle aborde dépendent de la force vitale, non pas de la dynamique. » (*The science of chiropractic is in no way related to the science of machinery. Its phenomena are dependent upon vital force, not that of dynamics.* Palmer, 1914, p. 15).

Dans l'univers composé d'« intelligence et de matière » (*intelligence and matter*), la matière n'est ni intelligente ni créatrice. En revanche, l'intelligence est créatrice ; elle est omniprésente, répandue partout ; elle emplit l'espace, la matière organique et la matière inorganique.

> « […] cette intelligence créatrice utilise la substance matérielle pour s'exprimer et […] la vie est le résultat

> immédiat de l'action de cette intelligence qui recherche une progression vers la perfection grâce à des organismes visibles et matériels. » (*[...] this creative intelligence uses material substance for expression, and [...] life is the direct result of this intelligence seeking advancement toward perfection by the use of visible, corporeal organisms.* Ibid., p. 4).

Selon cette conception, tous les aspects du monde forment un continuum. Dans ce vaste système analogique des correspondances s'établissent entre les éléments du macrocosme — « Dieu, ou l'Intelligence Universelle, et l'Univers » (*God, or Universal Intelligence, and the Universe*) — et les éléments du microcosme de l'être humain — « l'esprit et le corps » (*spirit and body*).

> « L'esprit a la même relation au corps que Dieu, l'Intelligence Universelle, à l'Univers. » (*The spirit holds the same relation to the body as God, the All Wise Intelligence does to the Universe.* Palmer, 1914, p. 9).

De plus, la force vitale de l'organisme, aussi dénommée par Palmer « intelligence innée » (*innate intelligence*), est « une partie de l'Intelligence Universelle, individualisée et personnifiée » (*a part of Universal Intelligence, individualized and personified*, Palmer, 1910, p. 691). L'intelligence innée adapte l'intelligence universelle dans le but d'une action coordonnée de l'« esprit » (*spirit*) et de toutes les parties du corps par l'intermédiaire de l'appareil nerveux.

Les nerfs sont ainsi « les structures physiques de communication vers l'esprit et à partir de celui-ci » (*the physical lines of communication to and from the spirit*, Palmer, 1914, p. 7). L'expression optimale du principe vital (*vital principle*) — ou influx nerveux (*nerve-impulse*), ou force vitale (*vital force*) — dépend de l'intégrité de l'appareil nerveux. Les obstacles à la circulation harmonieuse du principe vital dans les nerfs favorisent le développement des maladies.

> « L'intelligence spirituelle contrôle la matière inintelligente par l'appareil nerveux. Toutes les parties du corps sont imprégnées par l'esprit et ses structures de communication. » (*The spiritual intelligence controls unintelligent matter through the nervous system. Each and every portion of the body is permeated by the spirit and its means of communication.* Ibid., p. 11).

Le fondateur de la chiropraxie s'exprimait à propos de la force vitale — intelligence innée dans un langage approprié à ce thème. On remarque l'usage des termes *principle of life*, *energy*, *intelligence*, *spirit* et *spiritual* qui sont polysémiques, en anglais comme en français. Son interprétation de cette notion a été influencée par les courants d'idées qui ont été évoqués dans les pages précédentes, notamment le mesmérisme. Ils font de ce fait partie des archives lointaines de la chiropraxie.

Palmer a longuement expliqué dans ses écrits les fondements de sa méthode et d'importantes archives existent toujours aux États-Unis. Voici les autres thèmes des principes chiropratiques et la démarche selon laquelle ils sont réunis.

Un modèle composite

Palmer déclarait avoir associé des « éléments préexistants » (*pre-existing elements*) pour en faire un « système » (*system*) (Palmer, 1914, p. 14). Non seulement ces éléments étaient familiers à la société de son époque, mais ils étaient inscrits dans l'histoire des idées.

Ces éléments constituent les facettes des principes chiropratiques. 1. — Ils consistent, de manière essentielle, dans la prise en compte de l'intérêt fort ancien pour l'appareil nerveux et pour la colonne vertébrale, ainsi que du savoir médical de la fin du XIXe siècle. 2. — Ils consistent ensuite dans la pratique de la main, également fort ancienne. Les dysfonctionnements de la colonne vertébrale avaient été observés et les manipulations articulaires étaient pratiquées par des médecins renommés ou par des praticiens populaires. 3. — Il s'agit aussi du courant optimiste du naturisme qui date de la tradition hippocratique et qui était très en vogue au XIXe siècle. Ce courant privilégie le recours à des méthodes thérapeutiques conservatrices dans les cas où ceci est possible. 4. — Il s'agit finalement de l'adoption d'une notion de force vitale, issue des traditions métaphysiques occidentales, ainsi que d'une compréhension de l'être humain dans son environnement le plus large grâce à une mise en relation qui est créatrice de sens. Ceci situe aussi la chiropraxie dans le domaine symbolique.

Il était important pour Palmer de présenter sa théorie comme originale. L'innovation a été de relier tous ces éléments en un système qui permet de définir la cause de certains troubles, d'adopter un programme thérapeutique et de rendre compte du processus de guérison. Palmer avait des idées bien tranchées et, amateur de controverses, il a pressenti que ce modèle composite, qui rassemble des orientations paradoxales et qui permet plusieurs formes d'interprétation, pouvait être source d'ambiguïté. C'est ce qui est advenu.

Ce modèle composite qui défiait les frontières disciplinaires lançait en effet la chiropraxie dans un cheminement complexe dans la plupart des domaines essentiels des méthodes de soins : les conceptions relatives à la santé et à la maladie, les options thérapeutiques, le type d'enseignement et de pratique, les relations avec les autres professions de soins. Par exemple, les différentes possibilités d'interprétation des principes chiropratiques ont sans doute contribué aux hésitations de certains praticiens soucieux d'affiner le champ d'application de la méthode.

Plus précisément, ces principes conjuguent deux représentations de la réalité. D'une part, la notion d'intelligence innée en lien avec une intelligence universelle est une représentation métaphysique de la force vitale. Cette représentation, qui crée une cohérence symbolique pour une doctrine unitaire de la santé et de la maladie, favorise aussi des interprétations qui ne se conforment guère au modèle scientifique. D'autre part, l'importance donnée aux fonctions neurologique et articulaire, ainsi qu'à une intervention manuelle, est fondée sur le modèle scientifique du moment. Selon Palmer, l'appareil nerveux est la connexion, la communication, entre ces deux représentations de la réalité. Or, celles-ci suivent des formes de rationalité différentes et ont chacune un langage propre. C'est pourquoi la question d'une continuité de l'une à l'autre est sujette à controverses, même si maintes spéculations ont tenté et tenteront de les réunir. C'est bien cette continuité entre deux représentations de la réalité et deux formes de rationalité que revendiquent les principes chiropratiques des origines.

La notion de force vitale — intelligence innée et le rôle qui lui est attribué en lien avec les autres facettes des principes chiropratiques ont pourtant contribué à créer une démarche originale. L'importance de cette notion pour la cohésion de la jeune profession encore fragile a été étudiée. Il faut reconnaître, avec Andries Kleynhans, qu'elle a constitué pendant longtemps une *philosophia perennis*, c'est-à-dire un corpus primordial intangible, une référence majeure pour la profession dont bien des membres se souviennent volontiers, tout au moins dans l'évocation du fondateur, de l'originalité et de l'histoire de la méthode.

Un thème incertain

Alors que la chiropraxie se développait et s'organisait progressivement en tant que méthode et en tant que profession, une facette de ce modèle composite — la filiation théorique — troublait nombre de chiropracteurs. Leur intérêt pour la notion de force vitale — intelligence innée a évolué depuis plusieurs décennies ; il semble même qu'il soit passé au second plan. Ceci suscite une interrogation.

D'ailleurs, cette notion était peut-être envisagée avec quelque distance déjà du temps de Palmer. Celui-ci soulignait, en 1910, l'importance de bien faire connaître ce qu'il considérait comme le « fondement » (*substratum*) de la méthode, même si on peut la pratiquer sans connaître ce fondement métaphysique.

Certains chiropracteurs se sont éloignés de l'hypothèse métaphysique par conviction personnelle, ou bien de crainte qu'elle n'entrave une reconnaissance scientifique et professionnelle. Et ils ont insisté sur les autres facettes de leur méthode. En revanche, des chiropracteurs sont demeurés très attachés à cette hypothèse, considérant que la dynamique induite par le geste chiropratique — dans toutes ses formes et adaptations — favorise la manifestation optimale de la force vitale. Le sociologue Walter Wardwell a observé que cette dichotomie a été projetée dans les représentations que les chiropracteurs ont de leur profession, de leur méthode et de son champ d'application, représentations qui semblent être à l'origine de plusieurs courants de pensée, jusqu'à aujourd'hui.

Dans un long parcours, des générations de chiropracteurs ont constaté, souvent à leur détriment, que la référence à une hypothèse métaphysique pouvait être défavorable à leur profession et à leur méthode. Cette hypothèse a pu en freiner l'intégration dans les systèmes de santé de quelques pays ; elle a pu susciter la raillerie et des commentaires négatifs. De fait, la chiropraxie a été parfois perçue par ses détracteurs comme « non scientifique », « mystique », voire « cultiste », et fondée sur des théories dépassées.

Palmer avait pressenti cette difficulté puisqu'il écrivait à la fin de sa vie qu'il ne voulait pas transformer la chiropraxie en religion, ce qui serait « absurde et ridicule » (*absurd and ridiculous*). La chiropraxie est strictement « une science, un art et une philosophie » (*science, art and philosophy*, Palmer, 1914, p. 6). Le terme philosophie est pris ici au sens général d'une compréhension du monde qui sous-tend une conception de la santé et de la maladie.

La notion de force vitale a aussi pu paraître subjective et non essentielle puisque l'on pouvait constater couramment l'efficacité de la méthode à travers le monde, dans différentes aires culturelles, ou bien sans référence à cette notion. L'intervention manuelle, caractéristique de la chiropraxie, peut d'ailleurs fort bien être isolée. C'est ce que mettent en évidence les travaux de recherche relatifs aux mécanismes de cette intervention, travaux qui suivent les critères de la physiologie et de la biomécanique articulaire. L'accent est mis dorénavant sur cette facette du modèle chiropratique qui peut en expliquer l'efficacité et qui semble à même d'en faciliter l'insertion dans les systèmes de santé. Cette orientation prévaut dans l'enseignement et dans les travaux de recherche (voir à ce sujet des références en Annexes 2 et 3).

Ce qui précède explique pourquoi la profession chiropratique a, dans une large mesure, dissocié les facettes d'un modèle composite afin de privilégier l'orientation scientifique et d'assurer l'image de la méthode. Mais la pratique d'une méthode de soins n'est pas limitée à la prise en compte de travaux de recherche et de protocoles fondés sur des preuves ; elle se situe aussi dans un contexte relationnel qui associe maints facteurs non quantifiables. Les deux approches se complètent nécessairement. C'est en effet grâce à une écoute bienveillante que l'on peut apprécier l'ensemble d'un cas et la signification du traitement pour le patient. Il n'est donc pas surprenant que les personnes qui consultent plusieurs praticiens constatent différents styles de pratique, particulièrement à propos du thème de la force vitale.

Certains chiropracteurs n'abordent pas ce thème car ils ne s'y intéressent pas ou ne le jugent pas pertinent et leurs patients n'en entendent jamais parler. Mais d'autres chiropracteurs le façonnent selon leurs préférences et selon les cas individuels. Ils sont attentifs à la culture ambiante et constatent la vogue de la notion d'énergie, même s'il s'agit généralement d'un discours superficiel. Nous y reviendrons. Ils retournent alors aux principes fondamentaux de leur méthode et évoquent volontiers ce thème qui se surajoute aux données fournies par les diverses modalités d'examen. Il ne s'y substitue pas car il y a toujours envers les patients un devoir d'explication objective de la nature de leur cas.

Ceci peut se prolonger dans la préférence donnée par chaque praticien à certaines des nombreuses procédures chiropratiques (procédures de traitement) qui codifient l'application de la méthode. Elles comprennent toutes une analyse théorique spécifique, un protocole d'examen et de traitement. Elles semblent privilégier, à des degrés divers, l'équilibration de la fonction articulaire ou bien la « circulation de la force vitale, de l'énergie ».

Mais le discours sur la force vitale est diversement reçu. Il est accepté aisément par des patients déjà acquis à ce genre de démarche car il correspond à leur attente, à leur savoir ; il permet aussi à certains de découvrir une perspective insoupçonnée. Ce discours peut alors contribuer à l'effet placebo. Nous y reviendrons également. D'autres patients le récusent d'emblée et le qualifient de discours *New Age*. D'autres encore n'y prêtent guère attention et apprécient essentiellement l'efficacité du traitement.

Ainsi, la pratique de la chiropraxie est nuancée. Il est difficile d'évaluer l'importance du courant de la profession en général qui demeure attaché à la notion d'une force vitale, qu'elle soit comprise comme une représentation métaphorique ou bien comme une réalité tangible. Dans ces deux cas, la force vitale sous-tend un discours qui accompagne l'analyse clinique et le traitement manuel en décrivant de manière symbolique le mécanisme des troubles et le mode d'action du traitement. Ce discours peut aussi créer, ne serait-ce que de manière fugace, une représentation de l'unité de la personne dans la maladie, puis dans la santé.

*

La force vitale était une notion primordiale pour le fondateur de la chiropraxie et pour la plupart des pionniers de la méthode. Facteur de santé et de guérison, elle constituait une des facettes des principes fondamentaux qui paraissaient alors complémentaires et indissociables. Puis ces principes ont été longuement repris et commentés, particulièrement par le fils de Palmer, Bartlett Joshua Palmer. De nombreuses publications ont été consacrées à ce sujet.

L'interprétation de la notion de force vitale a été progressivement diversifiée en fonction de l'évolution de la profession. Depuis plusieurs décennies, des chiropracteurs considèrent les théories vitalistes avec beaucoup d'attention. Elles peuvent paraître proches des conceptions naturistes qui font partie des principes chiropratiques. Il semble d'ailleurs que, dans certaines interprétations, la notion de force vitale se soit glissée peu à peu dans la démarche naturiste où elle est comprise comme une notion biologique plutôt que métaphysique. À ce sujet, on peut citer, par exemple, les interprétations qui accordent une attention particulière à l'homéostasie. Or, la confiance dans le pouvoir de récupération de l'organisme recueille, depuis toujours, un large consensus parmi les chiropracteurs. Il y a de ce fait évolution, remaniement des principes sur fond de continuité.

Ce goût plus ou moins prononcé pour une démarche métaphysique et naturiste ne contredit pas l'intérêt bien marqué des chiropracteurs, de toutes tendances et à toutes les époques, pour les techniques. Rappelons le caractère fondamental des fonctions neurologique et articulaire, ainsi que de l'intervention manuelle, thèmes inlassablement développés dans les textes de Palmer et de ses successeurs, jusqu'à nos jours. Mentionnons également un grand intérêt pour l'instrumentation qui peut assister le geste chiropratique.

Citons en outre la radiologie, née à la même époque que la chiropraxie. Elle a été aussitôt accueillie avec enthousiasme par les chiropracteurs qui ont été parmi les premiers utilisateurs de cette nouvelle technique. Dès

1910, la radiologie était enseignée aux étudiants à Davenport. Aujourd'hui, l'imagerie médicale figure en bonne place dans les programmes des établissements d'enseignement ; elle demeure essentielle dans la pratique chiropratique et dans les travaux de recherche.

*

Troisième partie

Notion séduisante, notion efficace

Le recours à la notion d'une force vitale, mal ou non définie, pouvait être judicieux lorsque la compréhension du vivant était incertaine. De nos jours, en dépit du prestige de la biologie pour laquelle cette notion est inutile et dépassée, et dans le contexte d'une grande diffusion des connaissances médicales, l'intérêt pour la force vitale persiste. Il est même soutenu par de nombreuses sources de connaissances qui ont un pouvoir de séduction certain.

Une notion séduisante

L'attrait de la force vitale participe à l'anthropologie des sociétés occidentales malmenées par de rapides transformations aux implications déstructurantes et déshumanisantes. Des sociétés dans l'inquiétude depuis des décennies créent pour leurs membres un climat général traumatisant et un sentiment de désarroi dans la plupart des domaines qui jalonnent un parcours de vie. Des exigences au quotidien imposent un parcours épuisant de performance et d'endurance qui peut susciter le besoin d'une compréhension intuitive des personnes et du milieu dans lequel elles évoluent. Ces transformations sont en symbiose avec l'évolution des sciences, des techniques et des idées, même si les temps d'évolution peuvent être différents selon les domaines.

De multiples moyens sont disponibles pour réagir à ces circonstances éprouvantes. Outre des pratiques anciennes et bien connues qui se poursuivent dans la modernité, il s'agit, depuis le milieu du XXe siècle, de savoirs également anciens mais qui semblent ouvrir de nouveaux horizons. Des conceptions de la santé et du bien-être, de la psychologie et de la force vitale sont sous-tendues par des métaphysiques et des philosophies venant de la tradition celtique, des cultures indienne, chinoise et japonaise, du chamanisme, des courants de l'ésotérisme, etc. Cependant, ces conceptions et les pratiques qui leur sont associées sont modifiées lorsqu'elles sont détachées des cultures où elles se sont développées. Elles sont remaniées grâce à des références aux connaissances scientifiques les plus récentes ; elles sont adaptées pour être aisément compréhensibles par nos contemporains et pour être compatibles avec leur style de vie. Finalement, ces conceptions contribuent au renouvellement des notions de force vitale.

Ces notions, non prouvées et évanescentes, ont une force évocatrice. Elles sont parées de la séduction de la tradition et de l'exotisme, d'une démarche holistique et naturiste. On entrevoit une dynamique qui devrait assurer le complet épanouissement des personnes. La force vitale, ou l'énergie, s'insinue dans le ressenti physique et mental, dans une expérience subjective qu'il serait difficile de décrire autrement. Elle peut être abondante, et se manifester par l'harmonie et la vigueur, ou bien insuffisante, ce qui provoque lassitude et abattement. Il s'agit bien de la conscience générale de l'existence du corps, ce qui est dénommé cénesthésie.

La force vitale, l'énergie, est ainsi bien souvent une métaphore intéressante — une « illusion utile » — pour illustrer finement le ressenti corporel. Cependant, cette métaphore peut être si efficace qu'elle risque de s'imposer dans les habitudes langagières et les représentations, et enfin d'être tenue pour une réalité objective. Le procédé de la métaphore est créatif car il relie habilement des notions peu familières à des notions déjà connues par le recours à l'analogie. C'est ainsi que l'utilisation du terme énergie — associé aux données concrètes de la physique et de l'industrie qui marquent fortement les sociétés contemporaines — permet de manier avec aisance la notion de force vitale et de lui attribuer des caractéristiques de dynamisme et d'efficacité. La métaphore rejaillit sur le discours et sur l'expérience ; elle les façonne. Ce procédé n'est pourtant pas sans danger car il peut être responsable de glissements dans les interprétations, voire de contresens.

Étiologie et leurre

Dans cette ambiance générale favorable à des représentations variées, des théories et des pratiques sont fondées sur l'hypothèse que l'on peut agir sur la force vitale, l'énergie, comme sur une entité physique, disponible et adaptable, dans le but de soulager des troubles et de restaurer la santé. Depuis plusieurs décennies, nombre de ces théories et pratiques, qui se sont développées dans le sillage du courant du *New Age*, sont rassemblées dans les catégories encombrantes de médecines complémentaires, parallèles, etc.

Ces théories revendiquent une compréhension qualitative de la personne qui est plus aisément accessible que les données de la physiologie. Ceci a déjà été abordé dans les pages précédentes. La « circulation de la force vitale, de l'énergie » peut compléter l'interprétation des troubles — « énergie bloquée » — et expliquer l'effet du traitement — « harmonisation de l'énergie ». Cette manière de décrire un mal-être puis un mieux-être s'adapte aisément à la personne et s'adresse à un ressenti intime. C'est pourquoi elle peut être, parfois, une ressource réconfortante dans les contraintes de la vie quotidienne.

Par ailleurs, la force vitale peut aussi faire partie de l'explication proposée par le patient. Elle représente alors une « étiologie populaire », selon les termes de Raymond Massé. Cette explication n'est pas insignifiante et il convient d'y être attentif car elle a une fonction :

> « [...] une fonction essentiellement clinique, soit celle de favoriser une meilleure compréhension de la conception que se fait le patient de sa maladie, de sa démarche de recherche d'aide et de sa réaction aux traitements proposés » (Massé, p. 293).

L'étiologie populaire séduit les médias, des praticiens de santé, c'est pourquoi :

> « Le savoir populaire ne se résume aucunement à une somme de savoirs individuels. Partagé dans ses grandes lignes par l'ensemble de la population, il est aussi un savoir collectif, mais actualisé, contextualisé dans le cadre d'histoires de vie personnelles » (Ibid., p. 298).

Savoirs collectif, savoirs en vogue et savoirs individuels se répondent et s'enrichissent mutuellement.

Selon une autre perspective, le thème de la « circulation de la force vitale, de l'énergie » pourrait correspondre à ce que Tobie Nathan définit comme la « théorie du guérisseur ». Dans « Enquête sur la technique thérapeutique », l'auteur constate :

> « La théorie du guérisseur (du thérapeute), c'est-à-dire l'interprétation qu'il a du processus mis en œuvre et qu'il délivre plus ou moins à son patient, doit être considérée comme l'un des éléments opératoires actifs » (Nathan, p. 74).

L'auteur met en évidence l'écart entre le processus technique proprement dit et la théorie proposée. Celle-ci peut être comparée à un « leurre d'illusionniste » qui accapare l'attention du patient et qui évacue la perception du processus technique. Le rôle de la théorie n'est pas de décrire ou d'expliquer objectivement le processus mis en œuvre mais d'ajouter une dimension indispensable à ce processus :

> « [la théorie] inscrit le déroulement du processus dans un univers magique, surnaturel ou secret interdisant la perception du subterfuge technique qui, lui, n'a en revanche rien de magique » (Ibid.).

L'exposé de la théorie est un discours qui n'est pas destiné à tromper mais à plaire. Grâce à la théorie, qui semble parfaitement adaptée à son cas, le patient est mis en confiance ; il se sent considéré et compris. Et Tobie Nathan souligne :

> « Loin d'être fausse ou inutile, la théorie est donc toujours vraie, car toujours fonctionnelle » (Ibid.).

La médecine hippocratique accordait déjà une grande importance à l'explication théorique du mal et du processus de guérison. Cette explication, qui était présentée au patient, était considérée comme la preuve de la compétence du praticien et de l'efficacité de sa méthode. Cette manière de procéder est toujours actuelle. Par exemple, les chiropracteurs peuvent, dans l'exposé de leur théorie, présenter des références scientifiques et symboliques.

Une notion efficace

Notion évanescente, métaphore séduisante, étiologie populaire ou leurre d'illusionniste, la force vitale pourrait être dotée d'efficacité. Dans un contexte approprié, elle favoriserait un processus bien connu, ce qui est dénommé efficacité symbolique par les ethnologues et effet placebo dans les pratiques de santé. L'efficacité symbolique peut être induite par des pratiques ritualisées et des croyances collectives dont l'ethnologie fournit maints exemples repérés sous toutes les latitudes. L'effet placebo, connu aussi de longue date, peut être constaté sans le recours ou bien surajouté à une thérapie efficace.

Claude Lévi-Strauss a proposé une illustration saisissante du processus de l'efficacité symbolique dans l'analyse d'une pratique destinée à faciliter un accouchement chez les Cuna du Panama. Dans cette situation critique, Muu Puklip, dont le rôle est d'assurer la croissance du fœtus, a perturbé le *purba* de la femme. Celle-ci se trouve ainsi privée d'un de ses « doubles spirituels » qui contribuent à l'intégrité de son corps et à sa force vitale.

Il s'agit alors pour le *nele* — le « chaman » — de retrouver le *purba* perdu. C'est grâce à son chant, qui met longuement en scène une quête guerrière fort imagée, qu'une relation s'établit entre la réalité vécue par la femme et le mythe qui lui est familier et, finalement, que le *purba* est restitué. Selon l'auteur, le texte de ce chant apporte une « contribution exceptionnelle » à la compréhension du processus mis en œuvre :

> « Il constitue une médication purement psychologique, puisque le chaman ne touche pas au corps de la malade et ne lui administre pas de remède ; [...] le chant constitue une *manipulation psychologique* de l'organe malade, et [...] c'est de cette manipulation que la guérison est attendue » (Lévi-Strauss, p. 219).

L'auteur poursuit, ce qui est particulièrement intéressant ici pour notre propos :

> « Que la mythologie du chaman ne corresponde pas à une réalité objective n'a pas d'importance : la malade y croit, et elle est membre d'une société qui y croit » (Ibid., p. 226).

La relation qui s'instaure entre l'évolution tumultueuse des personnages mythiques en quête du *purba* et le déroulement de l'accouchement n'est pas de « cause à effet »,

> « […] c'est une relation de symbole à chose symbolisée, ou, pour employer le vocabulaire des linguistes, de signifiant à signifié » (Ibid.).

C'est par le chant, par le « *langage* », que des processus physiologiques sur lesquels la femme n'a pas de prise peuvent se normaliser, ce qui permet le bon déroulement de l'accouchement. Ceci conduit l'auteur à établir un parallèle entre la cure chamanique et la cure psychanalytique ; dans les deux cas, il s'agit de favoriser une « expérience » chargée de sens en reconstituant un mythe, collectif ou individuel selon le cas.

Cette analyse a été maintes fois citée. Donald Sandner, par exemple, s'y réfère dans sa description minutieuse des cérémonies de guérison des Navajo. Longues et répétitives, parfaitement réglées,

> « […] elles rappellent inlassablement le schéma désiré, jusqu'à ce que la relation recherchée soit établie et que le même schéma symbolique <s'éclaire> dans la psyché du patient » (Sandner, p. 275).

Les éléments des rituels — évocation des mythes, mélopées, peintures de sable coloré — donnent corps et réalité à ce schéma symbolique. Les cérémonies semblent bercer le malade au cœur de croyances qui font intimement partie de lui-même tout en étant communes à l'ensemble du groupe. Selon l'auteur, psychanalyste jungien, cette guérison symbolique est fondée sur des concepts archétypiques adaptables aux changements culturels ; elle est de ce fait à la fois ancrée dans la tradition et appropriée aux exigences du moment.

Mais l'efficacité symbolique n'est pas toujours orientée vers un dénouement bénéfique. Walter Cannon a souligné, en se fondant sur de multiples cas observés dans diverses cultures, combien la croyance collective à des pratiques maléfiques est dotée d'efficacité. Des pratiques censées provoquer la fin inéluctable de la victime désignée — qui en est convaincue et qui l'anticipe — créent des contraintes psychiques extrêmes qui entraînent effectivement une mort rapide. En 1942, Cannon expliquait l'issue fatale par un mécanisme physiologique, à savoir un dysfonctionnement du système nerveux végétatif. La complexité de tels processus est sans doute dorénavant du domaine des neurosciences.

Des modèles de la santé et de la maladie

Des modèles s'efforcent de situer le malade dans son environnement et de relier les facteurs biologiques, le psychisme et le vécu social. Cette préoccupation est ancienne. La médecine hippocratique envisageait déjà les personnes et les malades dans leur milieu. Au XVIIIe siècle, les courants vitalistes insistaient sur la prise en compte des conditions de vie des personnes en bonne santé et des malades. En 1948, l'Organisation mondiale de la santé définissait la santé comme « un état complet de bien-être physique, mental et social, et non pas seulement comme une absence de maladie et d'infirmité », attestant l'importance de considérer que la personne évolue en société.

Dans les années 1970, l'anthropologie médicale approfondissait cette perspective. Afin de prendre en considération le vécu des malades en tant que personnes et en tant que membres de groupes sociaux, des chercheurs ont retenu trois dimensions étroitement liées exprimées par les termes anglais *disease, illness* et *sickness*. Ces termes sont rarement traduits dans les textes en langue française. Raymond Massé indique respectivement les expressions « maladie-réalité biologique, maladie signifiée et maladie socialisée ».

La maladie-réalité biologique — *disease* — correspond à des facteurs biomédicaux, à la maladie objet du savoir médical. La maladie signifiée — *illness* — correspond à la subjectivité de la personne, à sa perception des troubles et à la signification qu'elle leur attribue. Quant à la maladie socialisée — *sickness* — elle correspond au retentissement de la maladie au sein du groupe, au rôle attribué aux personnes malades et aux troubles qui sont culturellement acceptables pour qu'une personne soit qualifiée de malade. C'est, idéalement, dans la conjonction de ces trois dimensions que malades et maladies devraient être appréhendés, surtout lorsqu'il s'agit de troubles chroniques.

Ces dimensions font aussi partie du modèle biopsychosocial dont la dénomination est sans équivoque. Ce modèle, qui a son origine dans la psychiatrie des années 1950, retient l'attention des professions de soins, également de la profession chiropratique. En effet, les troubles qui peuvent être en relation avec des dysfonctionnements articulaires vertébraux sont très variés, ce qui amène à les considérer comme multifactoriels plutôt que le seul effet de ces dysfonctionnements, particulièrement en cas de chronicité. C'est pourquoi les chiropracteurs se doivent d'être attentifs aux divers aspects des troubles, objectifs et subjectifs, de même qu'au vécu des patients dans leur environnement. Même si ceci est parfois difficile à mettre en application !

Ces modèles instituent des relations plutôt que des causalités entre la vie vécue et la vie physiologique, et ils n'ont pas d'ambition métaphysique. C'est pourtant par la maladie signifiée, par la subjectivité de la personne, que les théories qui façonnent la force vitale peuvent participer au processus de l'efficacité symbolique — effet placebo, tout au moins temporairement et selon la nature des cas. Mais ce processus ne peut se substituer à des procédures diagnostiques et thérapeutiques confirmées.

*

Selon les théories, la force vitale est un élément spécifique de la matière vivante, ou bien un symbole d'unité et d'harmonie, ou bien les deux simultanément. Elle irrigue des discours bien connus quoique imprécis ; elle est un signifiant flou qui renvoie à une multitude de signifiés.

Le rôle du discours, du langage, est essentiel dans la dynamique, la séduction et l'efficacité de la force vitale. Nous avons vu qu'il peut se manifester dans la théorie présentée au patient, dans le jeu de la métaphore, ou bien dans des pratiques ritualisées adaptées à l'époque actuelle. Il demeure pourtant difficile de saisir le processus par lequel un discours qui agence subtilement des représentations et des croyances, sans rapport nécessaire avec une réalité objective, peut devenir « efficace » :

> « Les symboles extérieurs sont morts tant qu'ils n'ont pas touché et stimulé leurs contreparties intérieures potentielles » (Sandner, p. 275).

Que sont ces contreparties intérieures potentielles ? Différentes manières de comprendre le corps humain et le monde, le vécu intime et social, la volonté de guérir et l'anticipation de la guérison… Tout un mouvant théâtre de la psyché humaine peut précipiter une « expérience » personnelle et façonner le rapport au corps. Ce sont la subjectivité de l'intéressé, son adhésion, soutenues par des savoirs individuels et collectifs, qui peuvent embrayer sur le processus de l'efficacité symbolique — effet placebo.

Or, dans les sociétés contemporaines où maints repères culturels sont changeants, au contraire des sociétés traditionnelles qui viennent d'être évoquées, le patient n'est pas toujours bien disposé envers le discours symbolique tenu par le praticien. Il peut certes être séduit, parfois de manière éphémère car les attitudes varient selon les modes du temps ; il peut également être indifférent, sceptique, voire nettement hostile. Nous avons constaté, à propos de la pratique de la chiropraxie, que le discours sur la force vitale est diversement accueilli, ce qui en limite le rôle et la portée.

Les sociétés occidentales associent volontiers, quoique de manière variable, une gamme fort large de visions du monde, des moins symboliques des sciences et des techniques, à celles essentiellement symboliques des métaphysiques et des systèmes de croyances. Les pratiques de soins reflètent cette culture ambiante de bien diverses manières.

*

Des réseaux de croyances et de symboles

Par les diverses facettes de ses principes et par son histoire la chiropraxie jouit d'ancrages divers. Elle se situe nettement dans la culture de la société où elle est née. Aux États-Unis, la nouvelle méthode a été rapidement connue et l'on venait de loin pour se faire soigner par les premiers chiropracteurs lorsqu'on désespérait d'obtenir un soulagement par d'autres méthodes.

Cette insertion culturelle et sociétale a été étudiée. Steven Martin souligne que le succès de la chiropraxie, en dépit d'une vive opposition du corps médical, ne peut être compris qu'en observant l'adéquation de ses principes fondamentaux aux traits culturels du moment, tout particulièrement les courants de pensée, croyances, aspirations et pratiques en vogue. Cette adéquation a rendu possible la constitution d'une méthode de soins fondée sur une théorie. En effet, la chiropraxie participait harmonieusement à la culture des États-Unis de la fin du XIXe siècle et du début du XXe siècle d'une manière que la médecine de l'époque n'avait pas réussi à assumer. Depuis, à la fois méthode de soins et profession, elle a toujours été insérée dans les sociétés où elle évolue, même si les circonstances sont parfois complexes.

Par ailleurs, deux thèmes illustrent l'insertion de la chiropraxie dans l'histoire des idées. D'emblée, elle s'est attachée à la démarche scientifique. L'importance donnée aux fonctions articulaire et neurologique, à une intervention manuelle et à une analyse qui est propre à la méthode entraîne un programme thérapeutique étayé par des données observables. Cette orientation s'est maintenue au fur et à mesure de la progression des connaissances dans ces domaines.

Également, la chiropraxie s'est associée au domaine symbolique et aux traditions métaphysiques par la considération d'une force vitale. S'il fait partie de références culturelles communes au praticien et au patient, ce thème peut s'adresser à la personne, au-delà du caractère technique des examens et des traitements, et il peut être doté d'efficacité, ne serait-ce que de manière fugitive.

Aujourd'hui, alors que la médecine est devenue biomédecine, nombreux sont ceux qui demeurent attachés à des traditions, à des croyances anciennes et remaniées qui conservent une fonction car elles sont sélectionnées selon les besoins du moment. C'est ainsi que les interprétations de la notion de force vitale sont devenues des discours à succès, confortés par une approbation large, quoique indéterminée.

Elizabeth Williams, faisant écho à Michel Foucault dans *Archéologie du savoir*, constate que ces discours à succès sont portés par des pratiques langagières et façonnent une réalité, même si celle-ci est évanescente. Ils véhiculent des représentations qui peuvent rassembler des données incompatibles, voire contradictoires. Ils revêtent cependant une cohérence, non pas en raison d'une logique interne ou de preuves empiriques de leur bien-fondé, mais parce que des réseaux de circonstances et de pratiques, de croyances et de symboles les relient et les soutiennent au sein des groupes. C'est pourquoi ces discours sont dotés de force et de pouvoir ; ils exercent une influence, même s'ils n'ont pas de rapport pertinent à une réalité objective.

Notion ancienne et adaptable, notion séduisante, la force vitale est-elle efficace ? Elle a constitué pendant longtemps une explication commode des particularités du vivant ; elle est dorénavant une représentation fluctuante mais elle nourrit des discours qui suscitent engouement et pratiques. Elle connaît une vogue qui paraît correspondre à un besoin, à la tentative de certains de nos contemporains de demeurer des personnes à part entière dans des circonstances qu'ils jugent menaçantes. Cette vogue est, dans une large mesure, un produit des sociétés occidentales matérialistes qui y puisent ce qu'elles recherchent. Elle se poursuivra tant qu'elle sera nécessaire.

Par la notion de force vitale des principes de ses origines, la chiropraxie continue de participer à l'ambiance générale de la société où elle évolue, quoique de manière diffuse et discrète. C'est en effet une autre facette de ces principes qui prévaut et qui lui confère une légitimité théorique, à savoir la considération des troubles musculo-squelettiques, selon le modèle biopsychosocial et dans le champ d'application qui est le sien.

Juillet 2014

Glossaire

ÉTABLISSEMENTS D'ENSEIGNEMENT DE LA CHIROPRAXIE. Ils sont dénommés différemment selon les pays et leurs structures académiques officielles : institut, *college*, *university*, etc. Il en est de même pour les diplômes qui sanctionnent les formations officielles, même si le niveau de ces formations est équivalent.

METHODE CHIROPRATIQUE. La chiropraxie en tant que méthode de soins, ses principes fondamentaux, ses procédures de traitement et son champ d'application.

PRINCIPES FONDAMENTAUX, THEORIE CHIROPRATIQUE. Ils fondent la méthode chiropratique, ses conceptions de la santé, de la maladie et d'une démarche thérapeutique.

PROCEDURES CHIROPRATIQUES. Procédures de traitement qui se situent dans le cadre de la théorie chiropratique et de l'ensemble de la méthode. Ces procédures comprennent des analyses et des manœuvres spécifiques.

PROFESSION CHIROPRATIQUE. Ensemble des chiropracteurs titulaires d'un diplôme officiel et affiliés à des organismes professionnels qui les représentent.

*

Annexe 1

Des définitions de la chiropraxie

2011 — Ministère du travail, de l'emploi et de la santé

Décret n° 2011-32 du 7 janvier 2011 relatif aux actes
et aux conditions d'exercice de la chiropraxie
Journal officiel de la République française du 9 janvier 2011

« Titre 1er – Dispositions générales

« Chapitre 1er – Actes autorisés

« Article 1er – Les praticiens justifiant d'un titre de chiropracteur sont autorisés à pratiquer des actes de manipulation et mobilisation manuelles, instrumentales ou assistées mécaniquement, directes et indirectes, avec ou sans vecteur de force, ayant pour seul but de prévenir ou de remédier à des troubles de l'appareil locomoteur du corps humain et de leurs conséquences, en particulier au niveau du rachis, à l'exclusion des pathologies organiques qui nécessitent une intervention thérapeutique, médicale, chirurgicale, médicamenteuse ou par agents physiques. Ils exercent dans le respect des recommandations de bonnes pratiques établies par la Haute Autorité de santé.

« Ces actes de manipulation et mobilisation sont neuro-musculo-squelettiques, exclusivement externes. Ils peuvent être complétés par des conseils ou des techniques non invasives, conservatrices et non médicamenteuses à visée antalgique. »

*

2014 — Association française de chiropraxie (AFC)

« La chiropraxie a pour objet la détection, le traitement et la prévention des dysfonctionnements du squelette et de leurs conséquences, notamment au niveau de la colonne vertébrale et des membres. Ces dysfonctionnements se traduisent notamment par des douleurs ou une limitation du mouvement.

« La chiropraxie se fonde sur une conception globale du fonctionnement de l'organisme et des relations existant entre la colonne vertébrale, le système nerveux et certains troubles de la santé. Elle prend ainsi en compte les facultés de récupération du corps humain. Elle repose principalement sur les actes de manipulation vertébrale, de manœuvre d'ajustement vertébral et de mobilisation des articulations. La chiropraxie est donc une réponse naturelle, non médicamenteuse, préventive autant que curative.

« La chiropraxie est reconnue par le Code de la santé publique qui réserve le titre de chiropracteur aux professionnels justifiant d'un diplôme agréé par le Ministère de la santé. »

*

Annexe 2

Des organismes internationaux de la profession chiropratique

Association of Chiropractic Colleges (ACC)
www.chirocolleges.org

Association for the History of Chiropractic (AHC)
www.historyofchiropractic.org

Council on Chiropractic Education International (CCEI)
www.cceintl.org

European Academy of Chiropractic (EAC)
www.eacacademy.eu

European Chiropractors' Union (ECU)
www.ecunion.eu

European Council on Chiropractic Education (ECCE)
www.cce-europe.org

Fédération internationale de Chiropratique du Sport (FICS)
www.fics-sport.org

Institut franco-européen de chiropraxie (IFEC)
www.ifec.org

Société franco-européenne de chiropraxie (SOFEC)
www.vertebre.com

World Federation of Chiropractic (WFC)
www.wfc.org

*

Annexe 3

Des publications de la profession chiropratique

Chiropractic History
www.historyofchiropractic.org

Chiropractic Journal of Australia
www.chiropractors.asn.au

Chiropractic & Manual Therapies
www.chiromt.com

Clinical Chiropractic
www.intl.elsevierhealth.com/journals/clch

European Journal of Chiropractic
(jusqu'en 2003)

Journal of Chiropractic Humanities
www.journalchirohumanities.com

Journal of Chiropractic Medicine
www.journalchiromed.com

Journal of Manipulative and Physiological Therapeutics
www.jmptonline.org

The Chiropractic Report
www.chiropracticreport.com

The Journal of Chiropractic Education
www.journalchiroed.com

*

Bibliographie

Boury (Dominique), *La philosophie médicale de Théophile de Bordeu (1722–1776)*, Honoré Champion Éditeur, 2004.

Breen (Alan C), « The Biopsychosocial Model of Healthcare : A Perspective », In *Proceedings*, World Federation of Chiropractic 10th Biennial Congress, Montréal, Canada, 2009.

Canguilhem (Georges), *La connaissance de la vie*, Librairie philosophique J. Vrin, 2009 (1965).

Cannon (Walter B), « <Voodoo> Death », *American Anthropologist*, 1942, 44(2).

Coulter (Ian), *Chiropractic, A Philosophy for Alternative Health Care*, Oxford, Butterworth-Heinemann, 1999.

Dantzer (Robert), *L'illusion psychosomatique*, Éditions Odile Jacob, 1989.

Darnton (Robert), *La fin des lumières. Le mesmérisme et la Révolution*, Librairie académique Perrin, 1968.

Erny (Pierre), *Clés pour une anthropologie ouverte. L'absolu en l'homme*, L'Harmattan, 1998.

Gatterman (Meridel I), « The Patient-Centred Paradigm : A Model for Chiropractic Health Promotion and Wellness », *Chiropractic Journal of Australia*, 2006, 36(3).

Gaucher-Peslherbe (Pierre-Louis), *La chiropractique. Contribution à l'histoire d'une discipline marginalisée*, Jupilles, 1985.

Jolliot (Chantal), « Vital Force : An Everlasting Notion for the Original Stance of Chiropractic », *Chiropractic Journal of Australia*, 2006, 36(3).
— « Chiropractic and Vitalism : A Strange Conceptual Encounter », *Chiropractic History*, 2005, 25(2).
— *Les notions de force vitale et d'énergie. Permanence culturelle, nécessité conceptuelle*, L'Harmattan, 2004.

Kleynhans (Andrew M), « A Chiropractic Conceptual Framework », *Chiropractic Journal of Australia*, 1998, 28(3).

Laplantine (François), *Anthropologie de la maladie*, Payot, 1986.

Lemoine (Patrick), *Le mystère du placebo*, Éditions Odile Jacob, 1996.

Lévi-Strauss (Claude), *Anthropologie structurale,* Plon, 1974 (1958).

Martin (Steven C), « The Limits of Medicine : A Social History of Chiropractic, 1895-1930 », *Chiropractic History*, 1993, 13(1).

Massé (Raymond), *Culture et santé publique. Les contributions de l'anthropologie à la prévention et à la promotion de la santé*, Gaëtan Morin Éditeur, 1995.

Mesmer (Franz Anton), *Mémoire sur la découverte du magnétisme animal*, Reproduction *fac simile* de l'édition originale du *Mémoire* de 1779, L'Harmattan, 2005.

Nathan (Tobie), *L'influence qui guérit*, Éditions Odile Jacob, 1994.

Oschman (James L), *Energy Medicine, The scientific basis*, Churchill Livingstone, 2000.

Palmer (Daniel David), *The Chiropractor's Adjuster. Text-Book of the Science, Art and Philosophy of Chiropractic,* Portland, Oregon, Portland Printing House Company, 1910. Réédition de 1966.
— *The Chiropractor*, Los Angeles, Press of Beacon Light. Publication posthume de 1914. Réédition de 1970.

Pichot (André), *Histoire de la notion de vie*, Gallimard, 1993.

Proceedings from a conference on Philosophy in Chiropractic Education, World Federation of Chiropractic, in association with the Association of Chiropractic Colleges (ACC) and the US National Board of Chiropractic Examiners, Fort Lauderdale, Florida, November 10-13, 2000.

Rausky (Franklin), *Mesmer ou la révolution thérapeutique*, Payot, 1977.

Richards (Dennis M), « The Palmer Philosophy of Chiropractic — An Historical Perspective », *Chiropractic Journal of Australia*, 1991, 21(2).

Sandner (Donald), *Rituels de guérison chez les Navajos*, Éditions du Rocher, 1996 (1979).

Terrett (Allan J), « The Genius of D.D. Palmer : An Exploration of the Origin of Chiropractic in His Time », *Chiropractic History*, 1991, 11(1).

Wardwell (Walter I), *Chiropractic : History and Evolution of a New Profession*, St. Louis, Mosby Year Book, 1992.

Williams (Elizabeth A), *The physical and the moral. Anthropology, physiology, and philosophical medicine in France, 1750-1850*, Cambridge, Cambridge University Press, 1994.

Zarifian (Edouard), *La force de guérir*, Éditions Odile Jacob, 1999.

JOURNAL OFFICIEL DE LA REPUBLIQUE FRANÇAISE :

5 mars 2002 — Loi n° 2002-303 du 4 mars 2002, article 75.
9 janvier 2011 — Décret n° 2011-32 du 7 janver 2011.

*

Santé et Médecine

aux éditions L'Harmattan

Dernières parutions

MAL DE MÈRE ET MAUX D'ENFANTS
Robert Jacques - Préface d'Olivier Revol
S'appuyant sur quarante ans d'expériences cliniques, Jacques Robert, pédiatre, décortique ici les maladies les plus fréquentes du petit enfant. Son but est d'accompagner les mères pour une prise en charge de l'enfant, quand celui-ci n'est pas comme d'habitude : - Pourquoi mon bébé pleure-t-il ? - L'éruption dentaire est-elle responsable de pathologie ? Faut-il diversifier précocement l'alimentation ? Que faire avant de consulter le médecin si mon enfant tousse, a de la fièvre, mal au ventre... ?
(Coll. Éthique et pratique médicales, 17.00 euros, 172 p.)
ISBN : 978-2-343-04066-0, ISBN EBOOK : 978-2-336-35927-4

LOI ET ADDICTION
Quand l'addiction impose sa loi, quelle loi pour l'addiction ?
Christian Colbeaux (dir.)
La stigmatisation des substances psychotropes n'empêche pas l'industrie d'abreuver nos concitoyens de benzodiazépines, toutes aussi addictives. La loi républicaine serait-elle clivée ? Les lois édictées de par le monde font la fortune de mafias qui menacent la démocratie. Quelle législation pour l'addiction ? Le langage instaure l'être parlant comme sujet au désir, dont la satisfaction ne peut être qu'interdite. Donc manquée, assurant ainsi la pérennité de la quête de jouissance. L'addiction déroge-t-elle à la loi symbolique ?
(16.50 euros, 164 p.)
ISBN : 978-2-343-04295-4, ISBN EBOOK : 978-2-336-35783-6

RAPPORT LAROQUE
Commission d'étude des problèmes de la vieillesse du Haut comité consultatif de la population et de la famille
Laroque Pierre - Préambule Bernard Ennuyer, Daniel Reguer, Laurent Giroux – Préface Anne-Marie Guillemard - Postface Rolande Ruellan
Le rapport Laroque représente un tournant dans les orientations de la politique en direction des personnes âgées. Il nous a donc paru indispensable de rééditer ce rapport que les acteurs du secteur social et médico-social connaissent mais que peu ont lu. Nous avons, en outre, ajouté à cet ouvrage le rapport d'information, publié en juillet 1961 (aujourd'hui introuvable), « sur la prolongation du temps moyen de la vie face aux problèmes de l'emploi et de la retraite » par J.-R. Debray.
(Coll. Effiscience, 40.00 euros, 448 p.)
ISBN : 978-2-343-03058-6, ISBN EBOOK : 978-2-336-35865-9

DE NEZ À NEZ
Histoire du nez
Bouton Vincent
Cet ouvrage propose de découvrir le nez, à travers l'histoire, la mythologie, l'histoire de la médecine, des anecdotes et des figures célèbres comme Louis XIV ou Sigmund Freud. Vincent Bouton, chirurgien ORL signe ici son troisième pensum sur le nez et la rhinologie.
(Coll. Médecine à travers les siècles, 14.50 euros, 150 p., Illustré en noir et blanc)
ISBN : 978-2-343-04429-3, ISBN EBOOK : 978-2-336-35878-9

MÉDECINE (LA) AU CŒUR DE LA NOUVELLE ÉCONOMIE
Persoons Dominique
Revendiquant le rôle incontournable et central des médecins au sein de l'économie sanitaire, l'auteur regrette qu'ils soient exclus du management de l'Assurance-Maladie. Probablement, la médicalisation du monde va s'accélérer, sans doute au détriment d'autres icônes de la société de consommation, comme la grosse voiture ou la belle maison. Le XXIe siècle, siècle de la médecine génomique et personnalisée, va-t-il faire des progrès sans les médecins ? L'Économie de la Santé va bouleverser les idéologies en place.
(33.00 euros, 324 p.)
ISBN : 978-2-343-04111-7, ISBN EBOOK : 978-2-336-35686-0

MIGRATIONS EN BLANC
Médecins d'est en ouest
Sous la direction de Anna Krasteva et Despina Vasilcu.
Préface de Catherine Wihtol de Wenden
La Roumanie et la Bulgarie se sont inscrites dans le nouveau contexte d'élargissement de l'UE avec une intensification de la migration des professionnels de santé. L'ampleur prise par la migration des médecins roumains et bulgares est liée à l'effondrement économique et à la dégradation de la qualité de vie dans ces deux pays. Cette situation a des effets négatifs sur les systèmes de santé et sur l'accès aux soins pour la population.
(Coll. Local et Global, 24.00 euros, 242 p.)
ISBN : 978-2-343-03831-5, ISBN EBOOK : 978-2-336-35361-6

SANTÉ ET JUSTICE
Savoirs et pratiques
Sous la direction de Paul Mbanzoulou et Philippe Pottier
Ces contributions abordent la question, de plus en plus vive, du soin contraint. Elles traitent aussi des questions relatives à l'entrée, matérielle et symbolique, de la prison dans l'hôpital ; à la collaboration entre les personnels de santé et les personnels pénitentiaires ; aux conditions d'application de la suspension de peine pour raisons médicales ; au soin psychiatrique en détention ; au secret partagé et au partage opérationnel d'informations.
(Coll. Criminologie, série Champ pénitentiaire, 19.00 euros, 184 p.)
ISBN : 978-2-343-03828-5, ISBN EBOOK : 978-2-336-35486-6

SUPPLICE (LE) DE TANTALE
Apprivoiser la recto-colite hémorragique
Dumoulin Dana
A 14 ans, Dana Dumoulin développe une maladie inflammatoire chronique de l'intestin. Cet ouvrage retrace 30 ans de combat pour retrouver une vie normale. C'est sa passion du dessin qui l'aidera à transformer sa souffrance en création, mais surtout sa rencontre avec un médecin avant-gardiste. Dans ce récit intimiste, illustré de croquis, de dessins et de poèmes, elle propose de partager son vécu avec les malades et leurs familles et de leur apporter un message d'espoir.
(Coll. Mouvements des Savoirs, 25.00 euros, 244 p., Illustré en noir et blanc)
ISBN : 978-2-343-04226-8, ISBN EBOOK : 978-2-336-35532-0

ÉDUCATION ET SANTÉ
Des pratiques aux savoirs
Sous la direction de Séverine Parayre et Alexandre Klein
Préface de Georges Vigarello
À partir des contributions de chercheurs de différentes disciplines, cet ouvrage propose une réflexion inédite sur les enjeux sociaux et scientifiques soulevés, en France comme à l'étranger, par les nouvelles problématiques de santé en éducation et en formation mais également sur l'impact des enjeux éducatifs dans les questions de santé. Les racines historiques et philosophiques de l'union entre santé et éducation ne sont pas oubliées.
(Coll. Savoir et formation, 25.00 euros, 242 p.)
ISBN : 978-2-343-03957-2, ISBN EBOOK : 978-2-336-35348-7

PSYCHIATRIE (LA) FRANCOPHONE
Pour une psychiatrie humaniste
Delteil Pierre - avec la collaboration de Jean Garrabé
La psychiatrie francophone adhère aux principes spécifiques de la francophonie qui reconnaît la prééminence des valeurs humanistes sur la puissance de l'économie (caractéristique de la culture anglo-saxonne) et privilégie en matière de psychiatrie les idées d'équité, de générosité, de fraternité, associés à des recherches scientifiques de haut niveau.
(Coll. Psyché de par le monde, 27.00 euros, 288 p.)
ISBN : 978-2-343-03602-1, ISBN EBOOK : 978-2-336-35494-1

ESSAIS CLINIQUES DANS LES PAYS DU SUD : ENTRE IMPÉRIALISME ÉTHIQUE ET RELATIVISME MORAL ?
Béréterbide France
Nombre de « scandales éthiques » ont émaillé l'actualité de la recherche clinique dans les pays du Sud. L'objet de cet ouvrage est de soutenir que l'éthique de la recherche peut et doit être replacée dans son contexte mais que cette contextualisation ne passe pas par la conception de « standards éthiques » moins exigeants dans les pays du Sud, mais par un « acclimatement » à ceux-ci.
(Coll. Éthique et pratique médicales, 25.00 euros, 250 p.)
ISBN : 978-2-343-03578-9, ISBN EBOOK : 978-2-336-35508-5

SANTÉ ET DÉVELOPPEMENT EN AFRIQUE SUBSAHARIENNE
La maladie : approche historique, d'hier à aujourd'hui
Tchero Joachim
Préface de Jean-Claude Djereke
Cet ouvrage questionne l'action médicale occidentale en Afrique subsaharienne. S'il reconnaît que l'effort consenti par l'Occident n'est pas à nier, il remet en cause les résultats sur le terrain, faute de coordination systématique entre les divers déterminants de la santé. Pour l'auteur, la médication doit être considérée dans ses liaisons non seulement avec la science mais aussi avec le culturel (croyance, organisation et fonctionnement des relations sociales).
(Harmattan Côte d'Ivoire, Coll. Harmattan Côte-d'Ivoire, 24.00 euros, 248 p.)
ISBN : 978-2-343-03882-7, ISBN EBOOK : 978-2-336-35429-3

CIRCONCISION (LA) EN QUESTION
Sous la direction de Monique Lise Cohen
Le 1er octobre 2013, l'Assemblée parlementaire du Conseil de l'Europe adoptait la résolution 1952 et la recommandation 2023 classant la circoncision parmi les «violations médicalement non justifiées de l'intégrité physique des enfants». En mars 2014, elle renonça à s'engager dans cette voie d'interdiction de la circoncision. C'est devant l'inquiétude suscitée par la première recommandation que l'AJLT et la LICRA ont décidé d'organiser un colloque sur ces questions.
(Éditions Orizons, 14.00 euros, 134 p.)
ISBN : 978-2-336-29873-3, ISBN EBOOK : 978-2-336-35613-6

CHIRURGIE. L'ENVERS DU DÉCOR
(nouvelle édition)
De la Caffinière Jean-Yves
Confrontés à des tâches administratives toujours plus exigeantes, sous la menace d'une judiciarisation galopante, les chirurgiens français s'interrogent sur leur avenir de praticiens. Ce livre fait état d'une expérience toute personnelle, qui s'attache à donner au lecteur non averti les réalités qui se cachent derrière l'image trop souvent réductrice du personnage chirurgien.
(15.50 euros, 154 p.)
ISBN : 978-2-343-04093-6, ISBN EBOOK : 978-2-336-35513-9

ODONTOLOGIE MÉDICO-LÉGALE ET SERIAL KILLERS
La dent qui en savait trop
Riaud Xavier, Brousseau Philippe
Les auteurs de ce livre, tous deux dentistes, nous livrent ici le résultat de leur enquête. Ils mettent en évidence les tueurs en série qui ont pu être arrêtés après avoir laissé des traces de morsure sur le corps de leurs victimes, une fois identifiés leur ADN salivaire ou bien leurs dents. Au cours de véritables récits relatant l'histoire et les investigations policières qui ont conduit à l'arrestation de ces meurtriers, cette étude remonte aux premiers tueurs connus.
(Coll. Médecine à travers les siècles, 32.50 euros, 318 p., Illustré en noir et blanc)
ISBN : 978-2-343-04207-7, ISBN EBOOK : 978-2-336-35647-1

L'HARMATTAN ITALIA
Via Degli Artisti 15; 10124 Torino

L'HARMATTAN HONGRIE
Könyvesbolt ; Kossuth L. u. 14-16
1053 Budapest

L'HARMATTAN KINSHASA
185, avenue Nyangwe
Commune de Lingwala
Kinshasa, R.D. Congo
(00243) 998697603 ou (00243) 999229662

L'HARMATTAN CONGO
67, av. E. P. Lumumba
Bât. – Congo Pharmacie (Bib. Nat.)
BP2874 Brazzaville
harmattan.congo@yahoo.fr

L'HARMATTAN GUINÉE
Almamya Rue KA 028, en face
du restaurant Le Cèdre
OKB agency BP 3470 Conakry
(00224) 657 20 85 08 / 664 28 91 96
harmattanguinee@yahoo.fr

L'HARMATTAN MALI
Rue 73, Porte 536, Niamakoro,
Cité Unicef, Bamako
Tél. 00 (223) 20205724 / +(223) 76378082
poudiougopaul@yahoo.fr
pp.harmattan@gmail.com

L'HARMATTAN CAMEROUN
BP 11486
Face à la SNI, immeuble Don Bosco
Yaoundé
(00237) 99 76 61 66
harmattancam@yahoo.fr

L'HARMATTAN CÔTE D'IVOIRE
Résidence Karl / cité des arts
Abidjan-Cocody 03 BP 1588 Abidjan 03
(00225) 05 77 87 31
etien_nda@yahoo.fr

L'HARMATTAN BURKINA
Penou Achille Some
Ouagadougou
(+226) 70 26 88 27

L'HARMATTAN SÉNÉGAL
10 VDN en face Mermoz, après le pont de Fann
BP 45034 Dakar Fann
33 825 98 58 / 33 860 9858
senharmattan@gmail.com / senlibraire@gmail.com
www.harmattansenegal.com

L'HARMATTAN BÉNIN
ISOR-BENIN
01 BP 359 COTONOU-RP
Quartier Gbèdjromèdé,
Rue Agbélenco, Lot 1247 I
Tél : 00 229 21 32 53 79
christian_dablaka123@yahoo.fr

Achevé d'imprimer par Corlet Numérique - 14110 Condé-sur-Noireau
N° d'Imprimeur : 114549 - Dépôt légal : décembre 2014 - *Imprimé en France*

www.ingramcontent.com/pod-product-compliance
Lightning Source LLC
LaVergne TN
LVHW051631071026
849535LV00009BA/3536